AF328187

Dr D'ANTOINE DE TAILLAS

CONTRIBUTION A L'ÉTUDE DES PAPILLOMES DE LA VESSIE

LEUR TRAITEMENT PAR LA MÉTHODE DE NITZE

MONTPELLIER
IMPRIMERIE CENTRALE DU MIDI
(Hamelin Frères)
—
1902

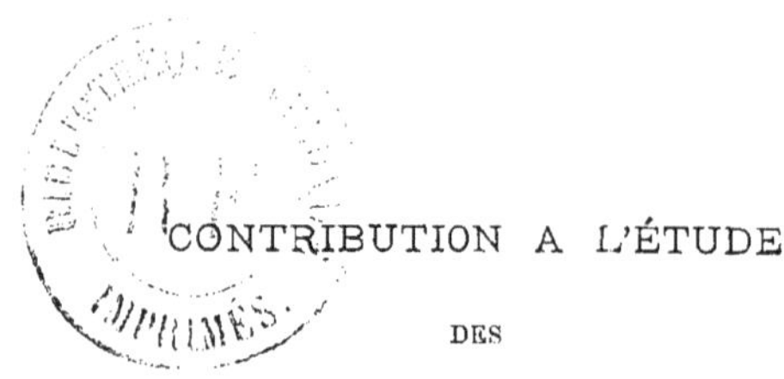

CONTRIBUTION A L'ÉTUDE

DES

PAPILLOMES DE LA VESSIE

LEUR TRAITEMENT

PAR LA MÉTHODE DE NITZE

CONTRIBUTION A L'ÉTUDE

DES

PAPILLOMES DE LA VESSIE

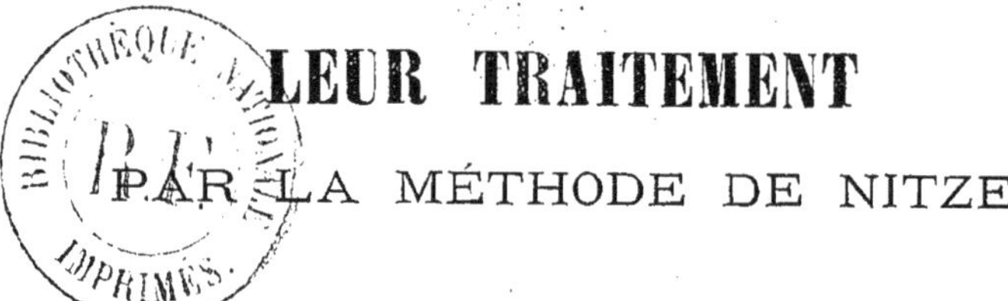

LEUR TRAITEMENT

PAR LA MÉTHODE DE NITZE

PAR

Le Dr D'ANTOINE DE TAILLAS

MONTPELLIER
IMPRIMERIE CENTRALE DU MIDI
(HAMELIN FRÈRES)

1902

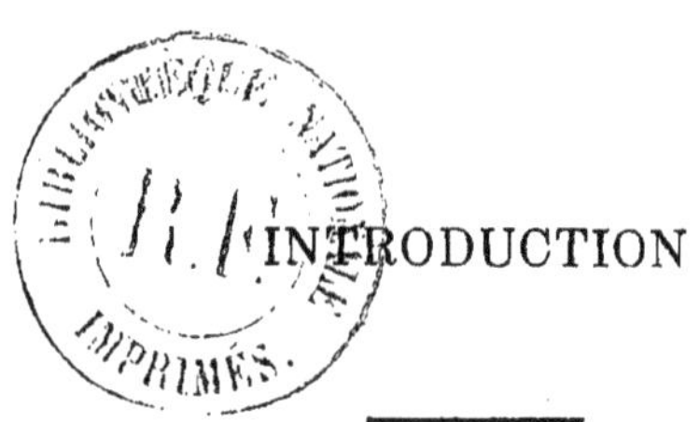

INTRODUCTION

EXPOSITION ET DIVISION DU SUJET

Notre ami, le docteur Eynard, ayant eu, dans ces derniers temps, l'occasion de traiter à sa clinique plusieurs cas de papillomes de la vessie, nous a engagé à recueillir les observations de ses malades et à consacrer à ce sujet notre thèse inaugurale.

Dans cette étude que nous avons intitulée: *Contribution à l'étude des papillomes de la vessie; — Leur traitement par la méthode de Nitze*, nous n'avons pas la prétention de trancher définitivement une question encore à l'étude. Loin de là notre but.

Dans une première partie nous nous sommes efforcé de rassembler ce qui a été fait sur la matière. C'est une revue de la question, une sorte de mise au point. Cette étude générale, nous l'avons présentée aussi brève que possible.

Nous avons insisté davantage sur le traitement des papillomes. C'est en effet ce côté de la question qui nous intéressait plus particulièrement, nous lui avons consacré un plus grand développement. Il fera l'objet de la deuxième partie de notre travail.

Dans une récente communication à l'Association française d'urologie, M. Janet fait la relation d'une opération cystoscopique de papillome vésical pratiquée par M. Nitze. Il ajoute en terminant : « Ce résultat remarquable de la première opération cystoscopique à laquelle il m'a été donné d'assister m'a semblé intéressant à présenter au Congrès. »

Si nous en exceptons ce cas opéré par Nitze lui-même, nous n'avons pas eu connaissance d'autres opérations de papillomes de la vessie par la méthode cystoscopique, pratiquées en France. Nous sommes heureux d'avoir pu recueillir deux observations qui sont tout en faveur de ce procédé. C'est en cela que réside tout l'intérêt de notre travail.

Nous ne voulons pas ici empiéter sur nos conclusions en émettant nos impressions sur ce procédé opératoire. Elles trouveront mieux leur place ailleurs. Disons toutefois que nous avons été frappé des bons résultats qu'on peut en obtenir dans les cas de tumeurs bénignes. La cystoscopie réservée aux papillomes de la vessie est à la taille hypogastrique ce que la lithotritie est à cette dernière dans les cas de calculs. C'est ce que nous allons essayer de démontrer.

Avant d'aborder notre sujet, nous profitons de l'occasion qui nous est donnée pour adresser nos remerciements à tous ceux qui, de près ou de loin, se sont intéressés à nous.

Nous ne saurions trop exprimer notre gratitude à notre ami, le docteur Eynard, pour l'intérêt qu'il nous a toujours porté et pour les précieux conseils qu'il nous a donnés ; ils nous ont permis de mener à bien notre tâche.

Nous avons trouvé chez M. le docteur Imbert, professeur agrégé à la Faculté, l'accueil le plus bienveillant ; qu'il reçoive nos sincères remerciements.

Nous n'aurons garde d'oublier nos anciens maîtres de l'École de Marseille et ceux de la Faculté de Montpellier, pour l'enseignement qu'ils nous ont donné durant nos études.

M. le professeur Tédenat nous fit un très grand honneur en acceptant d'être notre président de thèse. Nous ne saurions lui en être trop reconnaissant.

CONTRIBUTION A L'ÉTUDE

DES

PAPILLOMES DE LA VESSIE

LEUR TRAITEMENT

PAR LA MÉTHODE DE NITZE

PREMIÈRE PARTIE

ÉTUDE GÉNÉRALE SUR LES PAPILLOMES DE LA VESSIE

La muqueuse vésicale, bien que ne possédant pas des papilles à l'état normal, est fréquemment le siège de tumeurs à la surface desquelles on observe des prolongements multiples, très fins, frangés, qui flottent dans le liquide, et ont fait donner à ces néoformations le nom de tumeurs villeuses, de papillomes.

Dans son *Traité des tumeurs de la vessie*, Albarran propose d'unifier la dénomination de ces néoplasmes : il vaudrait mieux dire polype que papillome, ajoute-t-il. Nous avons toutefois conservé ce dernier terme, c'est celui que nous retrouvons le plus souvent chez les auteurs que nous avons consultés.

Dans cette étude des papillomes de la vessie, nous nous occuperons des tumeurs épithéliales typiques, polypes bénins.

Historique. — Les papillomes, de même que les autres tumeurs de la vessie, sont connus depuis plusieurs siècles. Mais on peut dire que, si on en ébaucha le traitement, la plus grande confusion régna dans le diagnostic et l'anatomie pathologique. Pendant de longues années, on ne les connut guère que comme des trouvailles d'autopsie.

De nos jours, leur étude a revêtu un véritable caractère scientifique au triple point de vue du diagnostic, du traitement et de l'anatomie pathologique.

Lacuna, en 1551, avait bien rencontré des polypes au cours d'une opération de taille.

Au dix-septième siècle, Covillard, Drelincourt Ruysch, donnent des descriptions fort incomplètes et d'un diagnostic incertain.

Au dix-huitième siècle, Colot serait intervenu par la boutonnière hypogastriqne pour un « fongus vesicæ ». Le Cat (de Rouen) extirpa par l'urèthre, avec une pince, un polype de la vessie chez une femme. Warner, en 1747, opéra, en incisant l'urèthre pour se donner du jour, une tumeur dont il lia le pédicule qui se détacha le sixième jour ; la malade guérit. Mais plus tard, à la suite de quelques insuccès, on s'abstint de toute intervention chirurgicale.

Desault, Dupuytren, sont favorables à l'extirpation. Chopart, dans son *Traité des maladies des voies urinaires*(1830), croit que si, dans le cours d'une taille pour calcul, on trouve une tumeur à pédicule mince, il faut en pratiquer l'extirpation.

Civiale, au dix-neuvième siècle, est partisan de l'opération.

Pour lui, le fongus de la vessie, tumeur bénigne, est guérissable et doit être opéré. Ce n'est pas l'opinion de Leroy (d'Etiolles), qui combat l'opération de Civiale. Pour Leroy, il ne faut opérer les fongus que lorsqu'ils déterminent de la rétention. Cependant on ne craint pas d'extirper les polypes par l'urèthre, et nous retrouvons un certain nombre de papillomes opérés par cette voie.

Pleiniger le premier, en 1834, dilata l'urèthre d'une femme de vingt-quatre ans, qui avait un papillome de la vessie, et put ainsi lier aisément le pédicule.

Crosse, en 1835, opérant un garçon par la taille latérale, trouva plusieurs papillomes et les extirpa ; le malade mourut quarante-deux heures après.

Citons les travaux de Nicod, en 1835, et de Molinier, en 1870, sur les polypes de la vessie. Podrazki, en 1865, avait établi que les tumeurs bénignes sont plus rares que le cancer. Cet auteur se montrait partisan de la dilatation uréthrale chez la femme, sans toutefois repousser la taille.

Avec Billroth, 1874, s'ouvre une ère nouvelle; la taille hypogastrique devient la voie d'extraction des papillomes. Kocher (de Berne) opère par la taille prérectale de Nélaton un papillome, le malade guérit. D'autres opérateurs suivent la même voie. Simon, en 1875, avait publié un excellent mémoire sur la dilatation de l'urèthre, qui devint une opération courante. Thompson pratiquait pour la première fois, en 1880, une boutonnière périnéale pour extirper un polype villeux. Les méthodes de Simon et de Thompson se répandirent rapidement en Allemagne et en Angleterre. En France, elles furent peu employées.

Pendant ce temps, la taille hypogastrique faisait chaque jour des progrès. On étudia surtout, chez nous, l'anatomie pathologique et le diagnostic.

C'est alors que paraissent les travaux remarquables de

Guyon et de ses élèves. Au Congrès français de chirurgie, en 1886, Guyon se montre partisan résolu de la taille.

En Allemagne, les travaux de Nitze ont une grande influence sur les progrès de la chirurgie des tumeurs de la vessie. Nitze fait construire son endoscope en 1879, on peut diagnostiquer les papillomes. En France, Boisseau du Rocher fait construire son mégaloscope.

Il serait trop long d'énumérer les nombreux travaux publiés dans ces dernières années. De tous les traitements, la taille hypogastrique seule paraît s'être généralisée. Les cas de malades opérés par cette méthode sont de plus en plus nombreux.

C'est en 1893 que Nitze fit construire son cystoscope opérateur, qu'il perfectionna en 1896. Il a publié les résultats des cas opérés par son procédé ; ces résultats sont tous favorables à l'opération du professeur allemand.

L'emploi du cystoscope opérateur est peu répandu actuellement. Nous croyons, cependant, pouvoir affirmer qu'il convient très bien aux papillomes pédiculés, dont le volume n'est pas exagéré. Nous reviendrons sur ce sujet lorsque nous parlerons du traitement des papillomes.

Fréquence. — Les papillomes de la vessie furent considérés comme des raretés pathologiques, jusqu'au jour où une méthode positive permit d'en établir le diagnostic d'une façon précise.

Guyon nous apprend que les tumeurs bénignes de la vessie sont assez rares, et cette opinion est confirmée par les recherches de son élève Albarran. Ce dernier, dans une statistique portant sur quatre-vingt-huit cas, trouve treize tumeurs typiques pour soixante-huit tumeurs épithéliales atypiques, soit 1 pour 6.

Mais cette opinion n'est pas partagée par tous les urologistes. D'après Küster, la tumeur la plus fréquente de la vessie est, sans doute, le polype villeux (fibrome papillaire de Virchow, papillome de Kraemer. Pour le professeur Frisch (de Vienne), les tumeurs bénignes sont plus fréquentes.

Tout autre est l'avis des professeurs Dittel et Englisch, (de Vienne), qui déclarent que les néoplasmes malins sont plus fréquents que les bénins. C'est aussi celui du professeur Oberlaender, (de Dresde), du docteur Hane, (de Vienne), et du docteur Kummel (de Hambourg).

Clado, dans une statistique portant sur quatre cents cas, donne à peu près le chiffre d'Albarran ; il explique la divergence des opinions par une confusion de langage, plutôt que par le hasard des séries dites heureuses.

Nous pensons que la proportion d'une tumeur bénigne pour six de malignes est peut-être un peu faible et qu'il faut, dans une statistique, tenir compte du mode d'opération qu'a subi le malade. Il est acquis que des tumeurs primitivement bénignes peuvent se transformer en tumeurs malignes. Or la statistique d'Albarran se rapporte à une époque où une intervention sanglante effrayait souvent les malades ; ce n'est que devant la gravité exceptionnelle des symptômes qu'ils consentaient à se laisser opérer. Aussi croyons-nous qu'il est possible d'élever la proportion des tumeurs bénignes de la vessie aux dépens des tumeurs malignes en intervenant de bonne heure. La méthode de Nitze, étant plus facilement acceptée du malade, doit diminuer le nombre des tumeurs malignes.

Étiologie. — La variété villeuse des tumeurs de la vessie est plus fréquente chez l'homme que chez la femme. Sur trois cents cas de tumeurs épithéliales, nous avons vingt et une femmes, soit une proportion de 6,70 pour 100.

Nous remarquerons que la femme qui est peu atteinte par les tumeurs épithéliales présente, au contraire, une proportion de 38 pour 100 pour les tumeurs conjonctives.

Les tumeurs épithéliales sont très rares avant trente ans. De trente à quarante ans, on en rencontre déjà un grand nombre; de quarante à cinquante ans, le chiffre augmente pour atteindre son maximum entre cinquante et soixante ans. Plus tard, il va en décroissant.

En dehors de ces données, il n'existe aucune connaissance positive sur les conditions étiologiques qui favorisent le développement des tumeurs de la vessie. Il est possible d'admettre, dans certains cas, une irritation comme point de départ de la néoplasie ; mais cette hypothèse est du domaine de la pathogénie. M. Guyon dit : « On ne trouve à noter aucune circonstance qui mérite de prendre rang dans une étiologie vraiment scientifique. Nous restons dans l'ignorance complète au sujet des véritables causes des tumeurs de la vessie. Mais nous pouvons affirmer que les maladies antérieures de cet organe, ou celles de l'urèthre, la blennorragie, les rétrécissements, les cystites, la pierre, les rétentions d'urine, l'hypertrophie de la prostate, n'y prédisposent en aucune façon. Il en est de même des diathèses rhumatismale, goutteuse, arthritique, syphilitique, tuberculeuse, qui n'ont aucune influence appréciable. »

Pathogénie. — La plus grande obscurité règne encore sur les causes réelles des papillomes. Albarran, dans son *Traité des tumeurs de la vessie*, expose les hypothèses émises à ce sujet ; c'est de lui que nous nous inspirerons dans ce paragraphe.

D'après Conheim, les tissus embryonnaires seraient seuls capables de donner naissance à des néoplasmes, et si ceux-ci peuvent se développer sur l'adulte, c'est qu'un certain nombre de cellules de l'embryon restées incluses parmi les tissus de l'organisme complètement développé y vivent d'une vie latente, jusqu'à ce que leur puissance proliférante soit réveillée par une cause inconnue. Pour les tumeurs épithéliales, l'épithélium de revêtement de la vessie adulte peut donner naissance à des formes épithéliales ataviques qui existent chez l'embryon. Albarran n'admet pas l'hypothèse de Conheim en tant que théorie pathogénique exclusive.

La théorie de Bard, pour qui les tumeurs sont le résultat d'un processus spécial qui constitue *une sorte de monstruosité du développement cellulaire*, ne repose sur aucune base positive. De même que celle de Conheim, elle est muette sur le point de départ originel de ce développement.

Albarran serait partisan de la théorie irritative. Pour lui, « les néoplasmes reconnaissent comme point de départ une prédisposition spéciale des cellules à proliférer sous l'action d'une *cause irritative extérieure*. L'agent causal déterminant pourra être soit l'urine altérée, séjournant dans le réservoir, soit des corps étrangers, soit enfin des microorganismes, schyzomicètes ou sporozoaires, ou encore des agents dont l'influence nous échappe. »

Anatomie pathologique. — 1° CARACTÈRES MACROSCOPIQUES. — Les auteurs ne sont pas tout à fait d'accord sur le siège des tumeurs villeuses. L'opinion classique admettait que le trigone et le bas-fond de la vessie étaient le siège le plus fréquent des néoplasmes vésicaux.

Guyon admet que leur siège de prédilection est la zone inférieure de la vessie, et qu'ils affectent particulièrement les faces latérales et le voisinage des orifices uretéraux ; la paroi antérieure n'est que rarement atteinte, et le sommet reste presque toujours indemne.

Il arrive fréquemment qu'au cours des opérations ou des autopsies, on trouve plusieurs tumeurs villeuses dans la vessie d'un même individu. On peut aussi en rencontrer un très grand nombre disséminées sur toute la surface de la muqueuse. C'est à ce cas que les Anglais avaient donné le nom de *maladie villeuse.*

Au milieu de ces tumeurs villeuses rattachées aux parois par un mince pédicule, il en est parfois qui présentent un pédicule plus large, et dont la constitution histologique est celle des épithéliomas. Il arrive aussi, mais plus rarement, qu'à côté d'un cancer macroscopique, on trouve un ou plusieurs papillomes plus ou moins frangés.

La multiplicité des néoplasmes a une très grande importance au point de vue de l'intervention, et il faut toujours faire précéder celle-ci d'un examen complet de la vessie.

Les papillomes de la vessie sont des tumeurs papillaires, villeuses et frangées à leur surface ; l'origine allantoïdienne de la vessie expliquerait cette tendance papillaire. Ces irrégularités de la surface se manifestent de diverses façons : ce sont tantôt de petits mamelons, comme ceux d'une framboise ou d'un chou-fleur, tantôt elles forment des bouquets, des houppes molles qui s'étalent sur une surface plus ou moins étendue de la vessie ; elles flottent librement dans le liquide, sous l'aspect de touffes de chevelu plus ou moins long. Si l'on agite, dans un liquide, un débris de ces tumeurs, on voit des arborisations qui rappellent celles du corail.

Leur couleur est gris rosé ; suivant l'état d'anémie ou de congestion du néoplasme, on a alors une teinte plus ou moins claire. Le volume est très variable, et nullement en rapport avec les symptômes. La forme est irrégulière : quelquefois arrondie, d'autres fois allongée avec des villosités beaucoup plus longues et qui flottent dans le liquide vésical. Ces tumeurs sont très friables, elles s'écrasent sous le doigt, se déchirent sous la pince avec une très grande facilité.

Il est important, dans l'étude des tumeurs, de tenir compte des rapports qu'elles affectent avec la paroi vésicale. Ces rapports sont du plus haut intérêt au point de vue de l'intervention.

Le papillome de la vessie est pédiculé; nous ne voulons pas dire par là que toutes les formes de tumeurs épithéliales pédiculées soient de simples papillomes bénins. Albarran, sur 28 tumeurs bien pédiculées, compte 13 tumeurs typiques et 15 épithéliomas atypiques ; et il ajoute : « Si toutes les tumeurs épithéliales pédiculées ne sont pas bénignes, en revanche toutes les tumeurs bénignes, appartenant à ce groupe épithélial, se sont présentées à l'examen macroscopique sous la forme pédiculée. »

« Les tumeurs pédiculées ont pour caractère de s'implanter sur la paroi par l'intermédiaire d'une portion rétrécie qui lui sert de pédicule. Le pédicule est cylindrique, lamelleux ou membraniforme. Son épaisseur est en raison inverse de sa longueur. Quand il est très long, quand il dépasse deux à trois centimètres, il laisse à la tumeur une grande mobilité et lui permet de se déplacer, de flotter dans le milieu vésical. Du côté de la tumeur, le pédicule se continue directement avec le néoplasme qui semble être un bourgeonnement étalé à son extrémité; du côté de la vessie, le pédicule s'attache à la muqueuse par une base élargie au niveau de laquelle il est difficile, à l'œil nu, de dire le point où commence la tumeur et où finit la muqueuse. » (Legueu.) Le papillome soulève la muqueuse qui se laisse étirer. Cette laxité est très utile au cours de l'opération, car elle permet de sectionner le pédicule très bas.

Clado explique la formation de ce pédicule par les conctractions répétées du réservoir vésical. La tumeur, développée d'abord dans la muqueuse, serait sans cesse *exprimée* vers la cavité par la contraction de la paroi. Elle deviendrait alors de plus en plus saillante, et le courant de l'urine, en provoquant des déplacements, produirait des tiraillements sur le point d'implantation, son allongement et la formation du pédicule.

Les papillomes se présentent aussi, mais plus rarement, sous la forme de tumeurs sessiles, s'implantant largement sur la paroi avec laquelle ils font corps. Cette forme est souvent infiltrée dans la couche musculaire, et se transforme plus fréquemment en tumeur maligne.

2° Etude microscopique. — Les tumeurs du type papillaire sont constituées par un axe conjonctif, et par une couche épithéliale. L'axe est formé par du tissu conjonctif; des ramifications secondaires s'en détachent et donnent à la tumeur l'aspect papillaire qui lui est propre. A la base on voit souvent quelques rares fibres lisses, qui se prolongent parfois jusque dans les papilles secondaires. On y voit aussi des vaisseaux artériels qui aboutissent à des capillaires qui se terminent en anse au sommet de chaque papille ; dans les petites villosités, le capillaire occupe le centre, et l'épithélium repose, non pas directement sur la paroi du capillaire, mais sur la substance amorphe qui entoure sa paroi. L'épithélium est formé de plusieurs couches de cellules cylindriques : les plus superficielles de ces cellules prennent la forme aplatie des cellules correspondantes de l'épithélium vésical.

Dans les cas de papillome simple, le tissu conjonctif sous-muqueux sur lequel il est implanté est normal.

Symptômes. — Le papillome de la vessie, étant une tumeur bénigne, ne manifeste souvent sa présence par aucun signe ; on en a trouvé dans des autopsies que rien n'avait fait soupçonner. Mais, en général, leur présence s'affirme par une symptomatologie très nette, et qui ne peut passer méconnue.

1° SYMTOMES FONCTIONNELS. — L'hématurie est l'accident révélateur et souvent le seul symptôme des papillomes. Elle est spontanée. Presque toujours il s'agit d'un malade déjà d'un certain âge, qui, sans cause provocatrice d'aucune sorte, a vu un jour que ses urines étaient sanguinolentes. Rien n'avait jusqu'alors appelé l'attention du malade de ce côté, et, n'était le sang mélangé à l'urine, rien encore n'attirerait son attention. Le malade, en effet, n'accuse ni douleur spontanée, ni douleur pendant la miction.

D'autres fois cependant un excès, un traumatisme, une fatigue, un refroidissement, une cause minime quelconque peuvent provoquer cette hématurie. Un des caractères de cette dernière est que, si elle vient sans cause, elle cesse aussi de même. Parfois, ni le repos ni le régime ne modifient son allure, plus souvent elle durera l'espace d'une miction, un jour, deux jours, et plus, puis elle disparaît, l'urine redevient claire et le malade se croit guéri. Il peut se passer des semaines, des mois, des années, sans que le malade soit inquiété par une nouvelle hématurie.

L'hématurie est toujours plus prononcée à la fin de la miction, elle est terminale. Le sang rendu est souvent en quantité abondante, et cette abondance n'est nullement en rapport avec le volume du papillome. Chez une malade que nous avons observée, nous avons pu constater de longues et abondantes hématuries, alors que l'examen cystoscopique ne nous montrait qu'une toute petite tumeur.

Il se forme quelquefois des caillots qui peuvent faire obstacle à la miction, et exposent à la rétention. Ces caillots n'ont aucun caractère particulier, ils se décolorent quand ils ont séjourné quelque temps dans la vessie.

Il est très rare que le papillome s'annonce par une cystite ; celle-ci est une complication tardive et non un symptôme de ces tumeurs. Dans ces cas, nous trouvons de la douleur et de la fréquence de la miction.

Il arrive quelquefois, surtout dans les cas de papillomes à long pédicule, que ceux-ci en flottant dans le liquide vésical sont entraînés par le courant, et provoquent une obturation du col. Il se produit alors une rétention d'urine brusque et intermittente.

2º Signes physiques. — Il arrive souvent que l'on trouve dans l'urine des fragments villeux, de petits filaments gris rosés absolument caractéristiques. La recherche et la découverte de ces débris ne sont pas toujours faciles ; parfois on a une petite tumeur villeuse tout entière avec son pédicule et sa houppe de franges, ou bien de petits fragments villeux qui se déposent, et qui se reconnaissent facilement. Parfois, quand l'urine est trouble, chargée de pus et de sang, la recherche est longue et difficile ; il faut dissocier et examiner en détail les caillots qui les englobent. Souvent les fragments sont altérés par leur séjour dans l'urine infectée et putride et le diagnostic histologique reste douteux.

Ce n'est pas à l'aide du toucher intra-vésical par un explorateur métallique que peut être établi le diagnostic des néoplasmes de la vessie.

C'est à la cystoscopie qu'il faut s'en remettre pour examiner la cavité vésicale, alors que les symptômes indiquent la formation d'une tumeur. La cystoscopie nous permet en effet, dans bien des cas, de reconnaître le siège précis de la tumeur, son volume, sa configuration, ses rapports avec la paroi vésicale. Quant à sa nature, le microscope seul la déterminera.

Nous ne décrirons pas la technique cystoscopique, nous rappellerons seulement qu'elle doit être pratiquée avec prudence et avec toutes les conditions nécessaires d'asepsie.

Diagnostic. — Les allures si particulières de l'hématurie sont parfois tellement caractéristiques, qu'il est difficile de s'y méprendre. Il est souvent possible de faire le diagnostic avant l'endoscopie.

L'hémorragie est-elle d'origine rénale ou vésicale? l'exploration directe du rein ou de la vessie pourra nous l'apprendre. Mais cette exploration peut ne donner aucun résultat. L'étude des caillots et de leur mode d'évacuation pourra alors fournir des signes importants au point de vue de la source de l'hémorragie. S'il y a eu émission de caillots minces, très longs, lombricoïdes, et que cette émission a été précédée de colique néphrétique, on peut affirmer qu'ils se sont formés dans l'uretère.

L'endoscopie est le moyen le plus précieux du diagnostic, seul il peut donner la certitude diagnostique.

Nous nous contenterons de citer les hématuries qui peuvent se produire dans l'hypertrophie et le cancer de la prostate, les parois du col, les calculs de la vessie, les cystites blennorragiques, la cystite tuberculeuse et les ulcérations. L'observation attentive des symptômes et l'examen cystoscopique permettront d'établir le diagnostic du néoplasme.

Ce diagnostic étant fait, il s'agit d'établir la nature de la tumeur. Est-elle bénigne ou maligne? L'examen cystoscopique nous a montré que nous avions affaire à un petit papillome pédiculé: on peut avec probabilité affirmer le diagnostic de polype bénin, de même si on ne sent pas le point d'attache de la tumeur. Mais on ne peut pas l'affirmer avec certitude. La longue évolution d'une tumeur n'est même pas un caractère de bénignité, jusqu'à un certain moment cette tumeur peut se transformer sans que cette modification se traduise autrement qu'à l'examen histologique.

Complications. — Les papillomes, de même que les autres variétés de néoplasmes, exposent la vessie à des complications diverses.

Ils donnent souvent lieu à des hémorragies assez abondantes pour mettre rapidement en danger les jours du malade et conduire à l'intervention d'urgence. L'accumulation des caillots amène, quelquefois, de la rétention, et celle-ci ouvre une porte à l'infection.

La rétention est produite aussi par l'engagement au niveau du col d'un papillome très mobile. Toutes ces lésions d'ordre purement mécanique préparent le terrain à l'infection.

La cystite est une complication grave ; elle provoque des douleurs intolérables, des crises violentes de ténesme ; des malades découragés ont été conduits au suicide. L'infection se généralise et l'état du malade en est aggravé.

Il n'est pas rare de voir la cystite s'accompagner de la formation de calculs. Nicaise, dans la *Revue de chirurgie* (mars 1895), cite un cas de pétrification périphérique d'une tumeur villeuse de la vessie.

Le rein peut être envahi par une infection ascendante provoquée par la rétention vésicale. Une infection urinaire en est le résultat.

Telles sont les complications qui peuvent se produire dans les cas de papillomes. Ajoutons qu'elles sont très rares, et qu'elles le seront de plus en plus lorsque le malade n'aura plus aucune répulsion pour une intervention.

Évolution. — Pronostic. — Le papillome demeure généralement tumeur bénigne pendant toute la durée de son accroissement, sa marche est lente et sa durée longue, il a peu de tendance à récidiver sur place, et ne se généralise jamais. Ces tumeurs mettent souvent plusieurs années à acquérir le volume d'une noisette. Un malade opéré par Weir avait sa tumeur depuis trente-sept ans (1).

Nettement pédiculées, elles n'ont aucune tendance à l'infiltration, les hémorragies surviennent à des périodes éloignées, dans l'intervalle la santé est parfaite et le malade ne se considère plus comme souffrant.

Nous avons déjà dit que les complications étaient rares. Nous dirons quelques mots de la guérison spontanée en tête de notre deuxième partie.

Mais il est des papillomes qui peuvent tôt ou tard se transformer et se comporter comme des néoplasmes malins ; ce sont des tumeurs transformées. A cette classe appartiennent, surtout, les papillomes sessiles.

Dès lors, la marche devient rapide et la mort survient au bout de quelques mois. Albarran dit qu'un quart des cancers épithéliaux présenteraient cette marche en deux temps. Les hématuries deviennent plus fréquentes, la cystite s'installe, les douleurs deviennent intolérables et les malades sont emportés par quelque complication locale ou générale.

(1) Robert et Weir, *Vesical papilloma of unuseral duration* (*Med. Record.*, XLV, n° 6, p. 164).

DEUXIÈME PARTIE

TRAITEMENT DES PAPILLOMES DE LA VESSIE

Avant d'entreprendre la seconde partie de notre travail, nous devons, tout d'abord, nous poser la question suivante : Doit-on opérer les papillomes de la vessie ? Nous répondrons par l'affirmative : oui, il faut opérer.

M. Desnos a rapporté plusieurs cas dans lesquels il a pu, grâce à l'examen cystoscopique, suivre l'évolution de tumeurs et assister à leur régression progressive, de même qu'à la disparition des symptômes qu'elles entraînaient.

M. Nitze, dans son atlas de cystophotographie (Wiesbaden, 1894), nous montre une observation semblable.

Mais ces cas de guérison spontanée apparente sont très rares, ils sont même l'exception ; et l'on ne peut conclure à l'abstention dans les cas même les plus bénins.

Le papillome le plus simple est toujours grave ; cette tumeur, anatomiquement bénigne, peut devenir tôt ou tard maligne et entraîner infailliblement, si l'on n'intervient pas, la mort du malade. En outre, ce dernier est exposé, à chaque instant, à une hémorragie mortelle. Nous ne voulons pas énumérer, une seconde fois, les complications et les inconvénients de toute sorte qui viennent parfois aggraver la situation. Aussi voyons-nous la majorité des auteurs conseiller l'extirpation de la tumeur aussitôt qu'elle est diagnostiquée.

Nous avons énuméré en détail au début de notre première partie les divers procédés employés jusqu'à aujourd'hui dans le traitement des tumeurs villeuses. Nous ne les passerons pas ici en revue ; ce serait d'ailleurs sortir du cadre que nous nous sommes imposé. Il nous suffira de retenir le traitement par la taille hypogastrique, sur lequel nous serons bref, et le traitement par la méthode intravésicale, qui a fait un très grand progrès, grâce aux perfectionnements apportés par Nitze dans la fabrication de son appareil. La méthode cystoscopique doit être le traitement de choix des polypes villeux.

La taille hypogastrique occupe de nos jours la première place dans les interventions chirurgicales sur la vessie. Nous ne le discutons pas et ne prétendons pas la lui enlever. Notre but est de montrer qu'il existe des cas où la taille doit être employée de préférence, et qu'il en est d'autres, qui sont nombreux, où l'on doit lui préférer la méthode cystoscopique. Celle-ci, en effet, est loin de présenter les mêmes dangers que la taille ; et, quand il s'agit d'extirper de la vessie des polypes villeux, qui sont des tumeurs bénignes, notre choix doit se porter sur le procédé du docteur Nitze.

Un des grands avantages de la taille, ce qui en fait la supériorité, est qu'elle permet d'opérer à ciel ouvert et de voir ce qu'on fait, et, dans le cas de rupture de la vessie, elle permet une réparation immédiate de la plaie par suture. Mais on peut lui imputer quelques accidents, qui, bien qu'exceptionnels, ne nous font pas moins préférer la cystoscopie opératoire pour les cas bénins.

« Pendant la distension vésicale, le réservoir urinaire peut se rompre (Pousson); la déchirure sous-péritonéale étant suivie, dans presque tous les cas, de l'intervention immédiate n'est qu'une complication sans gravité. Mais, si la rupture est intrapéritonéale, la mort est la conséquence de cet accident. En général, il est dû à une intolérance vésicale qui ne permet pas la distension, la vessie se contracte brusquement sur son contenu et se rompt ; de là une contre-indication absolue de la distension vésicale, surtout dans certaines vessies douloureuses, qui ne peuvent supporter quelques grammes de liquide.

Le péritoine peut être blessé ; cet accident n'est en général suivi d'aucune complication, si l'on opère aseptiquement. Quant aux hémorragies, elles sont rares et peu inquiétantes.

Parmi les accidents consécutifs, il n'y a guère à redouter que l'infiltration d'urine et la persistance d'une fistule ; on se mettra à l'abri de ces accidents en assurant le drainage parfait de la vessie et en ne laissant pas les tubes-drains trop longtemps en place. » (Tuffier.)

Parlerons-nous des fautes contre l'antisepsie que nous ne devrions plus rencontrer à l'heure actuelle et qui peuvent amener des accidents redoutables.

Albarran, dans sa statistique des résultats opératoires obtenus par la taille dans les cas de polypes bénins, nous donne une moyenne de trois morts pour quarante-huit opérés; et il ajoute que bon nombre de mauvais résultats sont dus à l'anémie profonde du malade (beaucoup reculant devant une intervention sanglante), aux défectuosités de la technique opératoire et aussi à la longueur de l'opération.

Il n'est donc pas étonnant que l'on ait cherché à supprimer ces inconvénients de la taille en extirpant par la voie uréthrale des tumeurs que le cystoscope nous montrait petites, pédiculées. Un des grands avantages de la méthode de Nitze est d'opérer sans grande gêne et avec un minimum de danger pour le malade.

Bien que Nitze ait appliqué, dès 1896, sa méthode de cystoscopie opératoire au traitement des tumeurs, ce procédé ne s'est pas répandu en France. Cependant nous croyons et nous tâcherons de montrer qu'il mérite une plus grande considération. Aussi le décrirons-nous en détail.

Le cystoscope opératoire de M. Nitze se compose de trois pièces :

1° D'un cystoscope spécial (partie optique), qui diffère du modèle ordinaire par son calibre plus petit, par une tige plus longue, et l'indépendance de l'oculaire qui, au lieu d'être fixé à la tige, est vissé sur elle et peut ainsi être enlevé ;

2° D'un tube cylindrique (partie opératoire), qui présente une section de forme oblongue. Dans ce tube glisse la tige du cystoscope, que l'on peut fixer en serrant une vis. A l'extrémité vésicale, il présente une disposition particulière pour chaque genre d'opération : une anse galvanique que l'on fait fonctionner grâce à un mécanisme adapté à l'extrémité opposée, un cautère galvanique. L'appareil, dans son ensemble, ne passe pas le n° 25 de la filière Charrière ;

3° L'appareil comporte une troisième pièce qui est munie à son extrémité d'une pince. Cette pince, mue par une vis à crémaillère, sert à retirer les débris de néoplasmes contenus dans la vessie.

Tel est l'appareil dans son ensemble ; il paraît plus compliqué qu'il ne l'est en réalité. Voici ce que dit M. Nitze à ce sujet : « Pour quelqu'un qui n'a jamais eu en mains un cystoscope, la méthode endoscopique peut paraître difficile, tandis qu'en réalité il n'y a rien de plus simple pour un médecin qui a consciencieusement étudié le traitement par la cystoscopie en général et en particulier la méthode de cystoscopie opératoire. Il n'y a pas de doute qu'un médecin n'ayant jamais employé ni vu employer le cystoscope, se servant de cet instrument sans aucune préparation chez ses malades, ne peut que compromettre la méthode endoscopique et être nuisible aux clients. » Nous nous rangeons entièrement à cette opinion :

le cystoscope ne peut donner de bons résultats qu'entre des mains expérimentées.

Nous ne décrirons pas tout au long le mode de fonctionnement du cystoscope opératoire. Cette description existe dans la *Die intravesicale Operation der Blasengeschwülste* de Max Nitze. Disons seulement quelles sont les conditions nécessaires à l'emploi du cystoscope. L'appareil urinaire doit remplir trois conditions essentielles :

1° L'urèthre doit être assez large pour laisser passer une sonde du calibre 23 de la filière Charrière. Dans le cas contraire, l'instrument provoquerait de la douleur et un saignement qui salirait la lampe ;

2° La vessie doit être assez tolérante pour contenir au moins 60 à 80 grammes de liquide. Cette condition est indispensable, la lampe allumée ne devant pas toucher les parois ; il faut, de plus, un certain éloignement de l'objet qu'on regarde pour le voir distinctement.

Chez beaucoup de malades, le défaut de capacité vésicale est un obstacle sérieux à la cystoscopie. L'injection préalable de cocaïne est utile toutes les fois que la vessie est irritable.

3° Le milieu vésical doit être transparent et rester transparent pendant la durée de l'opération. Pour obtenir ce résultat, il est bon de faire précéder l'examen et l'opération d'un bon lavage de la vessie.

Si la lampe venait à se salir dans son passage à travers l'urèthre, il suffirait de l'éteindre et d'irriguer un moment pour nettoyer la glace de l'instrument.

OBSERVATIONS

Observation I

(Due à l'obligeance de M. le docteur Eynard)

Papillome de la vessie. — Taille hypogastrique. — Guérison

B..., femme âgée de soixante-deux ans, de Marseille, nous est adressée par le docteur Platon.

Rien à signaler dans ses antécédents. Ménopause à quarante-huit ans.

Au mois de septembre 1901, première hématurie qui a duré trois jours. Cette hémorragie s'est produite brusquement et sans aucun douleur.

Deuxième hématurie le 28 novembre 1901, qui a duré jusqu'au 2 décembre. Les mictions sont un peu plus fréquentes qu'à l'ordinaire ; la malade était obligée de se lever plusieurs fois la nuit, pendant que se produisaient ces hématuries. Pas de caillots. A la fin de chaque miction, elle ressentait une douleur. Dans l'intervalle les urines sont claires et normales. La capacité de la vessie est de 230 centimètres cubes au maximum.

Le 14 décembre 1902, la malade vint nous consulter et nous pratiquâmes un examen cystoscopique. A droite et en avant de l'uretère droit, tumeur végétante de forme villeuse et qui semble pédiculée ; la tumeur est unique.

M. le professeur Queyrel nous ayant autorisé à opérer

cette malade à l'hôpital, nous faisons la taille hypogastrique le 19 février 1902, avec l'aide de M. le docteur Platon, chef de clinique.

Après anesthésie au chloroforme et injection préalable de 150 grammes d'eau stérilisée dans la vessie, incision sus-pubienne de 10 centimètres de long, sur la ligne médiane. Incision de 6 centimètres de la vessie. Celle-ci étant ouverte, on perçoit, à droite et à 2 centimètres en dehors d'une ligne unissant l'orifice uréthral droit à l'orifice postérieur de l'urèthre, une tumeur de couleur rouge sombre, du volume d'une noix, de consistance très molle, pédiculée. Nous faisons tout autour du pédicule, et à un demi-centimètre environ du pied de celui-ci, une incision losangique, longue de 3 centimètres. Nous comprenons dans l'incision la portion de la muqueuse sur laquelle s'implante la tumeur. Hémorragie assez abondante de la surface incisée. Suture de cette surface au catgut, à points séparés. L'hémorragie s'arrête après la suture. Suture de la vessie au catgut par deux plans. Suture de la peau au crin de Florence. Drainage de l'espace de Retzius avec une mèche de gaze. Sonde de Pezzer à demeure.

Le 20 février, on change la sonde à demeure. Urines légèrement teintées de sang.

Le 22. — Urines un peu troubles. On fait une injection d'eau oxycyanurée (solution à 0,50 centigr. pour 1000). Un peu de congestion pulmonaire à gauche, pas de température.

Le 23. — On change le pansement abdominal, et, en retirant la mèche, il vient un peu de pus. En poussant une injection de 100 centimètres cubes dans la vessie, il sort un peu du liquide par la plaie abdominale. On place un gros drain en caoutchouc dans la vessie, et on fait quatre fois par jour des lavages par la sonde à demeure.

Le 24 et les jours suivants, on refait le pansement.

Le 1er mars, on supprime le drain, l'injection poussée dans

la vessie ne sortant plus par l'abdomen. Les urines sont claires ; la plaie ne suppure plus et se cicatrice.

Le 8. — Suppression de la sonde à demeure, on ne fait plus qu'un seul lavage par jour. La plaie abdominale est complètement fermée.

Le 11. — La malade se lève, mais doit se recoucher trois jours après, à la suite d'une douleur très vive à la cuisse gauche, le long des vaisseaux. Léger empâtement dans la gaine, œdème malléolaire de ce côté. Huit jours de lit lui sont encore nécessaires pour faire disparaître bien qu'incomplètement cette légère atteinte de phlébite.

La malade sort le 20 mars avec des urines claires et une capacité vésicale de près de 200 centimètres cubes. Elle n'urine plus que toutes les cinq heures pendant le jour et une seule fois la nuit.

Dans les premiers jours du mois de mai, nous avons refait un examen cystoscopique. Au point où nous avions sectionné la muqueuse vésicale, il existe une cicatrice blanchâtre, allongée, fusiforme, à laquelle aboutissent de nombreux petits vaisseaux, d'un rouge vif. Cet examen nous a aussi permis de constater l'existence d'un petit bourgeon charnu, de la grosseur d'un pois chiche, de couleur rouge à la base et grisâtre à son extrémité, et situé à la limite inférieure de notre incision vésicale (c'est l'endroit par où nous avons eu pendant quelques jours une communication avec la plaie abdominale).

Le 29 mai, nous avons pu refaire un examen cystoscopique, et nous n'avons constaté à la place du bourgeon charnu, qui existait auparavant, qu'un tout petit point rougeâtre gros comme un pois vert. Il y a toujours une légère douleur et de l'œdème du membre inférieur gauche.

L'examen histologique de la pièce enlevée a été fait par notre ami, le docteur Dumon, qui nous en a transmis le résultat, ainsi qu'une préparation.

« Cette tumeur vésicale est bien un papillome, nettement caractérisé par son corps papillaire (axes conjonctifs très minces et ramifiés, infiltrés de cellules embryonnaires et richement vascularisés) et son épithélium de recouvrement. Cet épithélium est stratifié, les assises les plus profondes sont formées de cellules cylindriques, les couches les plus superficielles tendent de plus en plus vers le type pavimenteux. »

Il nous a été donné d'examiner deux fois cette malade ; nous avons pu dessiner les images cystoscopiques de la cicatrice vésicale et du bourgeon charnu dont il est parlé dans l'observation ci-dessus.

Observation II

(Recuillie à la clinique de M. le docteur Eynard)

Papillome de la vessie. — Procédé de Nitze. — Guérison

B..., femme de quarante-cinq ans, habite Marseille.

Rien dans les antécédents héréditaires. La malade a été réglée à l'âge de douze ans. A eu six enfants. Éprouve de temps à autre quelque douleurs rhumatismales.

Il y a deux ans, le matin au réveil, sans cause apparente, première hématurie, avec caillots. Depuis il s'en est produit sept à huit autres ; toutes ont eu une durée de deux à cinq jours. Hématurie totale, avec mictions fréquentes et douleur à la fin de la miction.

La dernière hémorragie dure depuis cinq semaines ; le sang est plus abondant à la fin de l'émission.

8 septembre 1900, l'écoulement sanguin a cessé. Actuellement les urines sont claires. La malade n'a pas de douleurs rénales. Il n'y a jamais eu de caillots vermiformes.

14 mars 1901, en décembre dernier, il s'est produit une nouvelle hématurie très abondante qui a duré trois jours.

La malade nous dit que depuis trois semaines elle rend des urines teintées de sang à chaque miction, mais ce sang est peu abondant ; l'urine est toujours moins colorée au commencement qu'à la fin. La vessie ne peut contenir que 150 centimètres cubes d'eau.

L'examen cystoscopique nous fait apercevoir une tumeur villeuse, d'aspect framboisé, de couleur rosée, de la grosseur d'une noisette, et très nettement pédiculée. Elle est située sur le bas-fond de la vessie et à gauche, à 1 centimètre environ de l'uretère gauche.

A cette époque, on proposa l'opération par la taille hypogastrique, qui fut refusée par la malade. Celle-ci n'est plus revue jusqu'au mois de février 1902, époque à laquelle elle revient consulter le docteur Eynard, après avoir vu plusieurs confrères.

Dans l'intervalle, elle a eu de nombreuses hématuries, dont une qui a persisté plus de deux mois. Les mictions sont devenues plus fréquentes, les douleurs sont plus vives, l'état général n'est plus aussi bon.

A l'examen cystoscopique, on constate que la tumeur n'a pas augmenté de volume. A la fin du mois de février 1902, on propose à la malade de l'opérer par la voie naturelle. Quelques hésitations. A la fin elle se décide.

La première séance de cystoscopie opératoire a eu lieu le 27 mars 1902, sous chloroforme ; elle a duré vingt minutes. La vessie est remplie d'eau. Après quelques essais infructueux, la tumeur est saisie par son pédicule et sectionnée. Il se produit une hémorragie qui trouble le liquide et rend l'examen impossible. Quelques débris de la tumeur sont ramenés dans l'anse galvanique. Lavage. L'hémorragie diminue mais n'est pas arrêtée. Sonde à demeure pendant deux jours. Au bout de ce temps, les urines deviennent claires. On continue les lavages.

Le 5 avril 1902, nouvel examen après avoir injecté une solution de cocaïne On aperçoit une cicatrice légèrement surélevée qui est cautérisée. Pas d'hémorragie. L'urine est un peu trouble. Miction plus fréquente qu'à l'état normal. Légère dysurie.

Pendant cinq à six jours, lavage de la vessie, et, comme il persiste un peu de douleur, on fait tous les deux jours une instillation au nitrate d'argent (solution à 1 pour 50).

La malade a été revue le 12 juin. Il n'y a plus eu d'hémorragie. Rien à signaler depuis. La cicatrice est à peine visible. L'état général est très satisfaisant.

Résultat de l'examen histologique de la tumeur fait par le docteur Dumon : Papillome. Nous n'avons pu nous procurer aucune préparation.

Observation III

(Recueillie à la clinique de M. le docteur Eynard)

Papillome de la vessie. — Procédé de Nilze. — Guérison

Vve A.., cinquante-deux ans, de Marseille, adressée par le docteur Platon. Ménopause à cinquante ans. Embonpoint très marqué. La malade est très nerveuse. Rien à signaler dans ses antécédents héréditaires.

Il y a trois ans, première hématurie avec caillots, ayant duré trois jours, pas de dysurie. Depuis il s'est produit cinq écoulements sanguins ayant duré chacun un jour ou deux.

24 février 1902. — Il y a trois jours, la malade a été reprise d'une hémorragie qui a duré deux jours. Toujours pas de dysurie. Les mictions ne sont pas plus fréquentes.

Le 1er mars 1902, examen cystoscopique. A gauche et en avant de l'uretère gauche, on aperçoit une tumeur villeuse qui ne semble pas pédiculée, de la forme d'une grosse amande, un peu allongée, de couleur grisâtre, un peu rosée. Quelques filaments plus long flottent dans le liquide.

Le 10 mai 1902, première séance de cystoscopie opératoire, pratiquée sous chloroforme, la malade ayant manifesté le désir d'être endormie. Après plusieurs tentatives infructueuses, une bonne prise enlève près de la moitié de la tumeur. Aussitôt après, le liquide se trouble. On fait un lavage à l'eau oxycyanurée, et l'on s'en tient là pour ne pas prolonger l'anesthésie. L'hémorragie n'a pas été abondante. Pendant les jours suivants (4-5), un lavage par jour de la vessie ; les urines sont claires, les mictions ne sont pas fréquentes. Légère douleur à la fin de la miction qui ne tarde pas à disparaître.

Le 24. — Seconde séance. Anesthésie à la cocaïne (on injecte 40 grammes d'une solution au millième). On peut pratiquer une prise assez rapide avec l'anse qui enlève encore quelques parcelles de la tumeur. Les débris sont emportés par le liquide du lavage. Durée de la séance dix minutes. Comme il existe une légère douleur, injection d'une solution contenant 2 grammes d'antipyrine. La malade s'en va nullement incommodée.

A cette époque, le docteur Eynard fut obligé de renvoyer les séances d'opération, par suite d'un petit accident arrivé au cautère de l'instrument, dont le fil avait été fondu par un courant trop intense. Il dut le renvoyer en Allemagne.

Le 20 juin 1902, reprise des séances opératoires. Il n'y a eu dans l'intervalle aucun accident. La malade ne ressent aucune douleur, vaque à ses occupations. Pas d'hématurie. L'examen cystoscopique nous montre encore quelques villosités situées à côté d'une surface rougeâtre, légèrement saillante que l'on cautérise. Il est difficile de saisir les villosités avec l'anse. Le lavage de la vessie ramène quelques débris grisâtres.

Le 28. — 4e séance, toujours après anesthésie à la cocaïne et injection préalable d'eau. On voit très nettement ce qui reste de la tumeur primitive : à peine trois prolongements réunis à leur point d'implantation sur la muqueuse vésicale. Une bonne prise est effectuée sans tâtonnement. Légère hémorragie qui trouble le liquide. L'anse galvanique ramène deux débris du polype. Après deux lavages de la vessie, l'urine sort teintée de sang.

Les débris extirpés ont permis de faire un examen histologique. Voici le résultat qui nous a été transmis par le docteur Olmer : « Les fragments coupés ont un aspect villeux, et les coupes passant perpendiculairement par le travers des papilles montrent que celles-ci sont formées :

» 1° Par un axe conjonctif vasculaire;

» 2° Par une bordure épithéliale.

» L'axe est formé de tissu conjonctif à rares fibrilles, riche en élément jeunes, en cellules lymphatiques ; les vaisseaux sont très volumineux et gorgés de sang.

» Le revêtement épithélial est constitué par des cellules pavimenteuses stratifiées, disposées en huit à dix couches successives, sans évolution cornée. Il n'est pas possible de voir l'état exact du protoplasma des cellules épithéliales.

» Sur les rares fragments constitués par des villosités reliées au tissu conjonctif sous-muqueux, il est possible de voir qu'en aucun point l'épithélium n'a de tendance à pénétrer dans le tissu conjonctif sous forme d'infiltration ou de trainées glandulaires. L'hypothèse d'épithéliome, qui pourrait être seule soulevée, se trouve donc écartée.

» En résumé, le diagnostic histologique est le suivant :

Papillome muqueux à longues papilles villeuses, très vasculaires. »

5 juillet 1902. — Nouvel examen cystoscopique : on n'aperçoit plus qu'une villosité très courte qui a été épargnée par l'anse galvanique. Tout à côté, la surface sur laquelle s'implantait le papillome est rose et se confond avec le reste de la muqueuse vésicale. Il n'y a pas eu d'hémorragie dans l'intervalle. La malade nous dit qu'elle n'est nullement incommodée dans ses occupations. L'état général est très bon. La malade est en bonne voie de guérison. Dans une prochaine séance on extirpera la villosité qui reste.

Observation de M. Janet

(*Annales des mal. des org. génit. urin.*, n° 11, novembre 1901)

M. Janet relate un cas de papillome vésical opéré par Nitze. La malade, âgée de soixante-cinq ans, avait de fréquentes hémorragies vésicales depuis quelques mois. M. Janet diagnostiqua un papillome de la grosseur d'une noisette située sur le rebord postérieur du trigone, tout près de l'uretère gauche. Je conclus, dit-il, à l'opportunité d'une extirpation cystoscopique de cette tumeur, d'après les considérations suivantes :

Cette malade était âgée, emphysémateuse, le séjour prolongé au lit lui aurait été trop nuisible, son ventre très proéminant et retombant sur le pubis aurait créé de réelles difficultés pour la bonne réussite d'une taille hypogastrique. Enfin, elle répugnait absolument à l'idée d'une opération sanglante.

Je priai donc le docteur Nitze de venir à Paris pour pratiquer cette opération, qui eut lieu le 25 juin dernier.

Dans une première séance, il put saisir avec l'anse de son cystoscope la partie arrondie de la tumeur, qui fut ramenée par l'instrument et examinée sur-le-champ. Nature papillomateuse.

Deux jours après, il pratiqua une première cautérisation du pédicule ; il constata alors que la portion vermiforme de la tumeur était encore adhérente, il chercha à la détacher en cautérisant alors, avec le cautère de son cystoscope, la base de cette excroissance, mais il n'y parvint pas. Le surlendemain, il la saisit avec l'anse et l'extirpa enfin; deux jours après, dans une dernière séance, il cautérisa fortement le pédicule.

Les suites opératoires furent des plus simples, l'hémorragie insignifiante, la malade n'eut pas besoin de s'aliter et put sortir chaque jour.

Je l'ai cystoscopée il y a quelques jours et je n'ai trouvé, comme unique trace de cette opération, qu'une cicatrice jaunâtre linéaire, à peine distincte dans le voisinage de l'uretère gauche.

Observations de Nitze

Dans son remarquable article du *Centralblatt für die Krankheiten der Harn und Sexualorgane,* Nitze cite trente et un cas de papillomes de la vessie qu'il a opérés. Nous reproduisons, ici, ces observations :

Observation I. — G..., femme de trente-cinq ans, de Berlin (docteur Nagel).

Première hématurée quatre ans auparavant. La malade a déjà été examinée. Pas de dysurie. Hématuries fréquentes. Urine catarrhale. Cystoscopie le 1er septembre 1892.

Sur le côté gauche du bas-fond de la vessie, une tumeur de la grosseur d'une orange.

Le 3 septembre 1892 : taille hypogastrique. Tumeur enlevée, suture complète de la vessie, guérison par première intention Le quinzième jour, après l'opération la malade se lève.

Examen microscopique de la tumeur: Papillome.

Le 30 décembre 1892. — Cystoscopie. A la place de la tumeur précédente, petite tumeur villeuse un peu plus grande qu'une petite noix. L'urine est claire.

Cette tumeur augmente rapidement et, en même temps, d'autres tumeurs sont devenues visibles. A la fin de 1893 et au commencement de 1894, plusieurs séances d'opérations cystoscopiques avec des instruments imparfaits. Par suite, longs intervalles. Pas de guérison. Pas d'accidents. Dernière séance le 28 février 1894.

Le voyage de l'opérateur au Congrès international de Rome empêche la continuation de l'opération. La patiente se portait bien alors.

Plus tard elle fut atteinte de phtisie. Hémoptysies, pyélite. La malade meurt le 1er juillet 1894.

Observation. II. — J..., femme, trente ans, de Berlin (docteur Kalischer).

Première hématurie un an auparavant. Depuis, d'autres se sont produites. Aucune dysurie. Urine claire.

11 mars 1893. — Cystoscopie. Sur le bas-fond de la vessie, en arrière de l'uretère droit, on voit une large tumeur villeuse. Séances répétées de cystoscopie opératoire. Dernière séance, le 26 juin 1895. Aucun accident dans l'intervalle. Diagnostic microscopique de la tumeur : Papillome. La malade est guérie, l'urine est claire.

Révision cystoscopique le 5 décembre 1895. Aucune récidive, la malade se porte très bien.

Observation III. — W..., homme, quarante ans, de Saint-Pétersbourg.

Première hématurie, il y a sept ans. Pas de dysurie. Hématuries répétées. Urine claire. Le 27 janvier 1894 : Cystoscopie. A la partie interne et en arrière de l'uretère gauche, tumeur de la grosseur d'une amande.

Première séance de cystoscopie opératoire le 29 janvier 1894. Le malade doit retourner chez lui. En 1895, continuation du traitement. Dernière séance (5e) le 17 mars 1895. Aucun accident. Diagnostic microscopique : Papillome. Le malade est guéri, avec des urines claires. Révision cystoscopique le 18 janvier 1896. Pas de récidive, le malade va très bien.

Observation IV. — W., homme, cinquante-deux ans, de Berlin (docteur Glauert).

A eu hématurie, il y a quatre ans. Depuis, hématuries légères répétées. Urine claire, pas de dysurie. Le 13 avril 1891, cystoscopie : à droite du bas-fond de la vessie, tumeur de la grosseur d'une noix allant jusqu'à l'orifice interne de l'urèthre, pas tout à fait jusqu'à la ligne médiane. A gauche, deux autres tumeurs : l'une un peu plus grande en avant, l'autre plus en arrière.

Le 16 avril 1891, taille hypogastrique. Extirpation avec une cuillère de Paquelin. Suture partielle de la vessie. Boutonnière. Diagnostic microscopique de la tumeur : papillome. Le 11 juin 1891, le malade quitte la clinique. La fistule est fermée depuis le 28 juin 1891. Le 7 novembre 1891, cystoscopie : aucune trace de récidive.

Au printemps 1893, récidive : trois tumeurs hémisphériques, une sur le bas-fond juste à l'orifice interne de l'urèthre, les deux autres plus en arrière à la limite postérieure du trigone, à droite, non loin de la ligne médiane. En juillet 1893, les trois tumeurs furent cystophotographiées (cf. Atlas). Urines presque claires. Première séance de cystoscopie opératoire le 5 juillet 1894. Plusieurs séances avec longs intervalles, la dernière (9e séance) le 15 juillet 1895.

Aucun accident dans l'intervalle. Le malade est guéri avec des urines claires. Révision cystoscopique le 15 mars 1896. Pas de récidive. Le malade va bien.

Observation V. — R..., homme, vingt ans, de Berlin (docteur Palm). Première hématurie date d'un an ; hématuries répétées. Urine limpide. Pas de dysurie.

Le 17 mai 1894, cystoscopie : derrière l'uretère droit, tumeur aplatie de la grosseur d'une noix. Première séance de cystoscopie opératoire, le 4 juillet 1894. Dernière (7e séance), le 24 juillet 1894. Pas d'accidents dans l'intervalle. Diagnostic microscopique : papillome. Le malade part guéri. Urines claires.

Révision cystoscopique, le 12 décembre 1895. Pas de récidive. Le malade va toujours bien.

Observation VI. — K..., homme de trente-deux ans, de Leipzig (docteur Kollmann, Leipzig). Première hématurie il y a treize ans, fréquentes hématuries, légère dysurie, sensation de gêne dans la miction. Le 27 juillet 1894, cystoscopie : en arrière et en dehors de l'urèthre droit, tumeur de la grosseur d'une orange.

Première séance de cystoscopie opératoire le 7 août 1894, la dernière (14e), le 20 août 1894. Pas d'accidents dans l'intervalle. Diagnostic microscopique : papillome.

Le malade est guéri, urines limpides.

Révison cystoscopique, le 1er novembre 1896. Pas de trace de récidive. Le malade se porte très bien.

Observation VII. — Von F., homme, soixante-quatorze ans, de la Prusse occidentale. Première hématurie, trois semaines auparavant. Pas de dysurie. Urine non catarrhale, fortement teintée de sang. Le 30 juillet 1894, cystoscopie : sur la paroi droite de la vessie, loin en arrière, se trouve une tumeur de la grosseur d'une grosse amande, qui bat fortement. La tumeur paraît pédiculée. Immédiatement après la visite, l'urine est devenue limpide.

Première séance de cystoscopie opératoire, le 4 août 1894 ; dernière séance (6e) le 20 août 1894. Pas d'accidents dans l'intervalle. Diagnostic microscopique : papillome. Les urines sont devenues claires, le malade est parti guéri. Il n'y a pas eu de révision cystoscopique, le malade se portait très bien après l'opération.

Observation VIII. — H...., homme, cinquante ans, de Dresde (Hof-Rat. Docteur Sprengel). Première hématurie quatre ans avant la consultation. Le malade a été examiné plusieurs fois. Il éprouvait une sensation de gêne pendant la miction, fréquentes hématuries, urine catarrhale. Le 22 août 1894, cystoscopie : sur le côté droit du bas-fond, tumeur composée de plusieurs fragments de la grosseur d'une petite orange, laquelle couvre complètement l'uretère droit et va jusqu'à l'orifice interne de l'urèthre. Pendant l'irrigation, on peut voir le pédicule de la tumeur.

La première séance de cystoscopie opératoire a lieu le 22 août 1894, la dernière (6e séance) le 14 novembre 1894. Aucun accident dans l'intervalle. Diagnostic microscopique : papillome. Le malade part guéri. Les urines sont limpides.

Révision cystoscopique en automne 1895. Aucune trace de récidive. Le malade va bien.

Observation IX. — R..., homme, soixante ans, de Brême (docteur Gœring). Première hématurie quinze mois auparavant. Depuis, hématuries répétées. Pas de dysurie. Urines claires. Le 13 octobre 1894, cystoscopie : sur le côté gauche du bas-fond vésical se trouve une tumeur colorée légèrement en rose, du volume d'une grosse noix, très mobile, probablement pédiculée.

Première opération au cystoscope le 21 octobre 1894. Dernière séance (dixième), le 28 janvier 1895. Pendant le traitement, il se produisit une fois une hémorragie abondante avec formation d'un caillot; il fallut recourir à l'emploi du cathéter d'évacuation. Diagnostic microscopique de la tumeur : papillome. Le malade est parti guéri. Les urines sont claires. Révision cystoscopique le 11 novembre 1894. Pas de trace de récidive. Le malade va bien.

La longue durée du traitement est expliquée par les voyages fréquents du malade pour ses affaires commerciales.

Observation X. — C..., homme, trente-trois ans, de Strasbourg (docteur Lewy, Strasbourg). Première hématurie quatre ans avant la consultation. Depuis, hématuries répétées. Pas de dysurie, urines claires. Le 21 décembre 1894, cystoscopie : sur le côté gauche du bas-fond, on voit une tumeur de la grosseur d'une noix appliquée à la paroi vésicale par un court pédicule. Le point d'implantation est visible à la partie extrême et inférieure de l'uretère gauche.

Première séance de cystoscopie opératoire, le 31 janvier 1895, la dernière (cinquième), le 25 février 1895. Une fois, hémorragie plus abondante. Le cathéter d'évacuation n'était pas nécessaire. Diagnostic microscopique : papillome.

Malade part guéri. Les urines sont limpides.

Révision cystoscopique le 5 juillet 1895. Pas de trace de récidive, le malade va bien.

Observation XI. — W.., homme, trente-quatre ans. Première hématurie quatre semaines avant son entrée à la clinique. Depuis, quatre légers saignements, pas de dysurie, urines claires.

Le 31 mars 1895, cystoscopie : de la paroi droite de la vessie se détache une petite tumeur suspendue à un long et fin pédicule. Au milieu de ce pédicule en forme de ruban, on voit plusieurs grands vaisseaux ; des vaisseaux identiques se voient aussi sur la muqueuse dans la proximité du pédicule de la tumeur. Quelques séances de cystoscopie opératoire le 1er avril 1895. Diagnostic microscopique : papillome. Le malade guérit, l'urine émise est limpide.

Révision cystoscopique, le 18 février 1895. Pas de récidive. Va bien.

Observation XII. — S..., homme de cinquante-six ans, de Saint-Paul (Brésil). Hématurie six ans auparavant. Saignements fréquents et abondants. Pas de dysurie. Le malade a déjà été examiné une autre fois. Urine catarrhale. Le 13 mai 1895, cystoscopie : à la partie externe et inférieure de l'uretère gauche se trouve une tumeur villeuse de la grosseur d'une petite pomme.

Première séance de cystoscopie opératoire le 17 mai 1895. Pendant le traitement, saignements répétés, prolongés, mais peu abondants. Le malade put uriner spontanément sans être sondé. Diagnostic microscopique : papillome. Le malade est parti guéri. N'est plus revenu depuis en Allemagne.

Observation XIII. — Cs..., homme de cinquante et un ans, de Berlin Première hématurie cinq ans avant l'entrée. Depuis, hématuries fréquentes. Le malade a déjà été examiné ailleurs. Depuis trois mois, troubles cystiques, urine alcaline, trouble. Le 14 mai 1895, cystoscopie : à la partie inférieure et externe de l'uretère droit se trouve une tumeur aplatie, de la grosseur d'une noix, visiblement pédiculée. Le malade semble être d'une souche faible. La surface de la vessie est en partie incrustée de sels calcaires.

Première séance de cystocopie opératoire, 24 mai 1895, dernière (4me séance), le 4 juillet 1895. Pas d'accidents dans l'intervalle. Diagnostic microscopique : papillome. Le malade a guéri. Les urines sont limpides.

Révision cystoscopique le 20 avril 1896. Pas de récidive, le malade va parfaitement bien.

Observation XIV. — W..., homme de cinquante-sept ans, de Berlin (Dr Scholl). Première hématurie il y a dix ans ; depuis forts saignements, pas de dysurie, urines claires. Le 20 mai 1895, cystoscopie : sur le côté gauche du bas-fond de la vessie est située une tumeur de la grosseur d'une noix, d'une surface ressemblant à un champignon. Tumeur pédiculée, le pédicule se trouve à la partie inférieure et externe de l'uretère gauche. De la paroi gauche de la vessie s'étendent vers le pédicule des vaisseaux fortement serpentins, exceptionnellement plexiformes.

Première séance cystoscopique le 25 mai 1895 ; la dernière (9me séance) le 1er juillet 1895. Pendant le traitement survint une forte hémorragie qui rendit nécessaire le cathéter d'évacuation. Diagnostic microscopique : papillome. Guérison.

Révision cystoscopique le 20 avril 1896. Pas de récidive.

Observation XV. — W..., femme de soixante ans, de Berlin (Dr Scholl). Première hématurie, il y a dix ans. Plusieurs fort saignements. Pas de dysurie, urine claire. Le 18 mai 1895, cystoscopie : à la partie inférieure et externe de l'uretère droit on voit une tumeur à large base, de la grosseur d'une noix, surface framboisée.

Première séance de cystoscopie opératoire le 1er juillet 1895, dernière (7me séance) le 5 août 1895. Aucun accident. Diagnostic microscopique : papillome. Guérison, urines claires.

Révision cystoscopique le 20 mars 1897. Pas de récidive. Va bien.

Observation XVI. — M..., homme, trente-sept ans, de Dührenberg, i. S. (docteur Kollmann-Leipzig).

Première hématurie, un an avant l'entrée. Depuis plusieurs hémorragies, pas de dysurie, l'urine est catarrhale. Le 6 juin 1895, cystoscopie : à la partie inférieure et externe de l'uretère droit se trouve une tumeur de la grosseur d'une cerise, à surface villeuse, avec base rétrécie.

Première séance de cystoscopie opératoire le 7 juin 1895, la dernière (2 séances) le 19 juin 1895. Cette dernière séance a eu lieu sous chloroforme, parce que quelques jours avant, pendant l'essai d'injection de la solution de cocaïne, une forte intoxication cocaïnique se déclara. Diagnostic microscopique : papillome, guérison, avec urine claire.

Révision cystoscopique le 30 janvier 1896. Pas de récidive. Va parfaitement bien.

Observation XVII. — J..., homme de quarante-cinq ans, Berlin (docteur Belgard). Première hématurie huit ans avant l'entrée. Hématuries fréquentes. Pas de dysurie. Urine claire. Le 13 juin 1895, cystoscopie : à la partie externe et inférieure de l'uretère droit, on trouve une tumeur de la grosseur d'une petite pomme, composée de masses villeuses, pédiculée. Une grande partie des villosités est incrustée de sels calcaires. L'uretère droit est entièrement recouvert par la tumeur.

Première séance de cystoscopie opératoire le 21 juin 1895, la dernière (neuvième séance) le 29 janvier 1896. Aucun accident. Examen microscopique : papillome.

Le traitement traînait en longueur, parce que le malade a dû partir plusieurs fois pour l'étranger. Il est parti ayant des urines claires.

Observation XVIII. — L..., homme de soixante ans, de Bucharest. Première hématurie douze ans avant l'entrée. Depuis hématuries répétées, pas de dysurie, urine claire.

Le 5 avril, cystoscopie : à la partie externe de l'uretère gauche, à deux centimètres environ, se trouve une tumeur de la grosseur d'une petite noix, à surface villeuse, de couleur rosée ou pédiculée directement ou appliquée fortement contre la base.

Cystoscopie opératoire le 12 juillet 1895, dernière séance (quatrième) le 26 juillet 1895. Pas d'accidents. Papillome.

Le malade, à son départ, émet des urines claires.

Révision cystoscopique le 25 juillet 1896 : un peu en arrière de l'emplacement de la précédente tumeur se trouve une petite place suspecte qui devra être contrôlée dans quelques mois, son petit volume ne permettant aucun diagnostic.

Observation XIX. — M..., homme de soixante ans, de Nürnberg (docteur Schallmeyer). Première hématurie deux ans et demi avant la consultation. Pendant neuf semaines pas d'hémorragie, depuis elles sont fréquentes. Urine catarrhale.

Le 22 juillet 1895, cystoscopie : sur le côté gauche du bas-fond de la vessie, on voit une tumeur de la grosseur d'une petite pomme, composée de masses villeuses, de couleur rosée, fortement appliquée contre la muqueuse avec une base très rétrécie. La muqueuse qui présente partout, surtout sur le côté gauche du bas-fond vésical, des changements catharraux est en partie tuméfiée et ballonnée. Plusieurs séances de cystoscopie opératoire. La dernière le 25 novembre 1895. Aucun accident.

Diagnostic microscopique : Carcinome. Le malade n'est sûrement pas guéri. Plus tard, fortes hémorragies. Pas de révision cystoscopique.

Observation XX. — N..., femme de cinquante-six ans, de Kottbus (docteur Thiem). Première hématurie six ans auparavant. Depuis, hématuries répétées. Pas de dysurie. Urine claire.

Le 13 juillet 1895, cystoscopie : sur le côté droit du bas-fond, à côté de l'uretère droit, se trouve une tumeur avec de grandes villosités, non pédiculée, à base large, qui est environ de la grosseur d'un mark. Quelques villosités sont farcies de sang.

Première séance de cystoscopie opératoire le 14 août 1895 ; la dernière (quatrième séance), le 24 août 1895. Pas d'accident dans l'intervalle. Diagnostic microscopique : Papillome, guérison, urine claire.

La malade étant en bonne santé a ajourné jusqu'ici la révision cystoscopique.

Observation XXI. — C..., homme de quarante-sept ans (docteur Alexander Breslau). Première hématurie, quinze ans avant l'entrée. Depuis, toutes les années, hématuries légères. Pas de dysurie. Urine claire.

Le 21 août 1895, cystoscopie : sur la paroi gauche de la

vessie, petite tumeur villeuse. Première opération cystoscopique le 5 septembre 1895 ; dernière (deuxième séance) le 9 septembre 1895. Ce même jour, urine légèrement trouble.

Le malade est reparti chez lui sur les conseils de l'opérateur. On ne lui a pas fait les lavages vésicaux prescrits. Le 21 septembre 1895, le malade est revenu. Cystoscopie : aucune trace de récidive, mais il y a de la cystite et de la pyélite. Examen microscopique : papillome.

Observation XXII.— M..., homme, trente ans, de Berlin (docteur Rosenthal). Première hématurie, il y a quinze ans. Depuis, tous les deux ou trois ans, accidents d'hématurie. Dernière hématurie le 9 décembre 1895, avec abondants caillots, douleurs fréquentes et crampes vésicales. Examiné déjà ailleurs. Urine trouble.

Le 15 janvier 1896, cystoscopie : sur le côté gauche du basfond, une tumeur pédiculée de la grosseur d'une grosse pomme à la partie inférieure et externe de l'uretère gauche. En outre, il n'y a que de légères modifications catarrhales de la muqueuse vésicale.

Nombreuses séances de cystoscopie opératoire. Le 25 mars 1896, les dernières masses papillomateuses de la tumeur furent détruites. A cette époque, le traitement fut suspendu pendant sept semaines par suite de voyage de l'opérateur ; pendant ce temps, le malade a vaqué à ses occupations, de même que pendant les quatre semaines suivantes, quand la base de la tumeur fut plusieurs fois cautérisée. Il était extrêmement difficile, dans ce cas, d'atteindre la tumeur avec la pince ; de nombreuses séances eurent lieu sans résultat. Pendant le traitement survenaient des hémorragies prolongées et répétées, mais peu abondantes. Examen microscopique : papillome. Guérison. Les urines sont claires.

Observation XXIII. — U..., homme, soixante-deux ans, de Berlin. Première hématurie trois mois avant la consultation. Depuis, hématuries souvent répétées, peu d'interruptions. Troubles urinaires seulement pendant l'évacuation d'un caillot sanguin. Les urines sont légèrement catarrhales. Cystoscopie : sur le côté droit du bas-fond, tumeur de couleur rosée de la grosseur d'une noix, sans doute pédiculée, composée de masses villeuses ; en dehors de la tumeur on voit des vaisseaux très éloignés qui forment également des adhérences plexiformes à la paroi vésicale. Première opération cystoscopique le 25 janvier 1896, dernière (6e séance) le 11 mars 1896.

Pendant le traitement, après l'avant-dernière séance, attaque d'influenza. Diagnostic microscopique : Papillome. Guérison. Urines légèrement troublées par des bactéries. Révision cystoscopique le 20 avril 1896. Pas de récidive ; le malade va tout à fait bien.

Observation XXIV. — B..., homme de vingt-neuf ans, de Chemnitz (Dr Kollmann, Leipzig). Première hématurie un an et demi avant la réception, hématuries répétées depuis, pas de dysurie. Après examen local répété, cystite.

Le 10 février 1896, cystoscopie : sur le côté gauche du bas-fond se trouve une tumeur en forme de chou-fleur, de la grosseur d'une noix, d'une surface blanche un peu épaissie, couverte de graisse nécrosique ; paraît pédiculée.

Première opération cystoscopique, 14 février 1896 ; dernière (11e séance), le 11 mars 1896. Pas d'accident dans l'intervalle. Diagnostic microscopique : papillome. Guérison. Urine limpide.

Révision cystoscopique le 4 août 1896. Pas de récidive. Va bien.

Observation XXV. — P..., homme, quarante-quatre ans, Hollandais. (Dr Bynen). Première hématurie sept ans avant la visite. Depuis, des hématuries répétées. Pas de dysurie. Cystite après examens répétés. Le 15 juillet 1896, cystoscopie: sur la paroi antérieure de la vessie, à deux centimètres au-dessus de l'orifice interne de l'urèthre, on voit une tumeur composée de grosses papilles de la grosseur d'une noix. Une seconde tumeur s'applique exactement sur le côté gauche de l'orifice interne de l'urèthre. (Cette tumeur est composée de longues et fines papilles.)

Première opération cystoscopique, le 18 juillet 1896 ; dernière (11e séance), le 8 septembre 1896. Saignements prolongés, répétés, mais non abondants. Légère élévation de température. Diagnostic microscopique : papillome.

Le malade est parti ayant les urines claires Il devait employer chez lui des injections vésicales.

Observation XXVI. — W..., homme de quarante ans, de Berlin (Professeur Sonnenburg). Le malade a déjà été opéré auparavant par la taille hypogastrique d'un papillome vésical, le 5 juin 1888. Pas de dysurie. Urines claires, un peu d'albumine, quelques globules de pus et cellules épithéliales. Depuis l'opération, pas d'hématurie.

Le 21 juillet 1896, cystoscopie : à la place de la tumeur précédente, aucune trace de récidive ; au contraire, sur la paroi antérieure de la vessie, dans la cicatrice de la taille hypogastrique, une petite tumeur avec une base très rétrécie. Première opération cystoscopique, le 18 août 1896. Aucun accident. Diagnostic microscopique de la tumeur : papillome. Guérison. Urine limpide.

Révision cystoscopique nécessaire.

Observation XXVII. — P..., homme de cinquante-quatre ans, de Berlin (Docteur Fürst). Hématurie un an avant la consultation. Depuis, hématuries répétées. Urines non catarrhales.

Le 29 juillet 1891, cystoscopie : en dehors de l'uretère gauche on voit une tumeur en forme de chou-fleur, du volume d'une noix, qui paraît avoir un gros pédicule.

Première opération cystoscopique, le 3 août 1896 ; dernière (troisième séance), le 11 septembre 1896. Diagnostic microscopique : papillome.

Dans cette observation est survenue une forte hématurie, avec formation de caillots et rétention d'urine après la première séance.

Le cas était moins favorable, parce que la malade a pris une médication très irrationnelle, une trop grande dose de morphine, et est entrée à la clinique trop tard avec une vessie pleine. Sondage avec une sonde élastique.

L'urine reste généralement catarrhale, les injections vésicales sont continuées.

Observation XXVIII. — V..., homme de quarante-cinq ans, Königsberg i. Pr. (docteur Marc-Wildungen). Première hématurie il y a vingt-six ans. Depuis, des hématuries répétées ; traitement local instrumental répété. Urine légèrement catarrhale.

Le 25 juillet 1896, cystoscopie : sur le côté droit du bas-fond, tumeur de la grosseur d'une petite pomme, à surface villeuse, avec quelques villosités singulièrement longues, très mobile et très sûrement pédiculée. Le pédicule est situé à la partie supérieure de l'uretère droit. Dans une de ses parties, la tumeur atteint l'orifice interne de l'urèthre.

Première séance opératoire, le 7 août 1896 ; dernière (quinzième séance), le 19 septembre 1896. Diagnostic microscopique : papillome.

Le cas présentait beaucoup de difficultés dans le traitement, par suite de la mobilité extrême de la tumeur. Il était très difficile de circonscrire la tumeur avec la pince.

Deux fois on a employé le lithotriteur, et, seulement après, l'opérateur a pu facilement circonscrire la tumeur dans les deux dernières séances. La plupart des séances précédentes ne donnèrent aucun résultat. Une cautérisation de la base sera encore nécessaire.

Observation XXIX. — M..., homme de cinquante-deux ans, de Nürnberg (professeur Graser). Première hématurie, deux ans et demi avant la visite; depuis, hématuries répétées, pas de dysurie. Plusieurs autres examens. Urine claire.

Le 13 août 1896, cystoscopie : à la partie externe de l'urèthre gauche, on trouve une tumeur de la grosseur d'une noix, paraissant pédiculée, de couleur rosée, de consistance molle, aux papilles larges.

Première opération cystoscopique, le 15 août 1896; dernière (5e séance), le 26 août 1896. Pas d'accident dans l'intervalle. Diagnostic microscopique : papillome. Guérison. Urine claire. Révision cystoscopique nécessaire.

Observation XXX. — K..., homme de soixante-huit ans, Moscou (professeur Fürbinger). Première hématurie, quatre ans et demi avant l'entrée à la clinique. Depuis, ténesme vésical fréquent, surtout dans la journée après mouvement. Urine non catarrhale, contient du sang.

Le 2 septembre 1896, cystoscopie : sur la paroi antérieure de la vessie, un peu à droite, on trouve une tumeur de la grosseur d'une petite noix, dont le pédicule, de l'épaisseur d'un crayon, est bien visible. Première opération cystoscopique, le 7 septembre ; dernière (6e séance), le 29 septembre 1896. Pas d'accidents dans l'intervalle. Diagnostic microscopique : papillome.

Par suite du voyage de l'opérateur, le traitement a été suspendu pendant huit jours ; le malade peut être considéré comme guéri.

Révision cystoscopique nécessaire. L'urine est encore catarrhale. Le malade est forcé de partir chez lui, où des injections vésicales lui seront faites.

Observation XXXI. — D..., homme de quarante ans, de Malaga (Espagne). Première hématurie en 1887. En juillet 1890, le malade est venu se faire soigner chez M. Nitze. L'examen a montré sur le côté droit du bas-fond une tumeur pédiculée de la grosseur d'une petite orange. Cette tumeur a été extirpée, le 30 juillet 1890, par la taille hypogastrique. Déjà, onze mois après, se montra un point de récidive, qui devenait de plus en plus grand.

Le 25 mai 1894, deuxième taille hypogastrique et extirpation de plusieurs tumeurs en partie grosses. Guérison rapide. Un an après, nouvelle récidive.

Le 9 juin 1896, troisième taille : on trouve une immense tumeur, dont une partie, conservée dans l'alcool, remplit un verre d'expérience d'une hauteur de 6 centimètres et d'une largeur de 4 centimètres. L'opération n'a pu être terminée à cause d'une hémorragie profuse ; toutefois, toutes les masses saillantes ont été détruites.

L'examen cystoscopique du 2 septembre, après guérison, démontra déjà de nouveau l'existence de masses ulcéreuses.

Depuis, dans l'intervalle de quelques jours, furent faites des opérations cystoscopiques avec la pince du galvano-cautère caustique. Le résultat est jusqu'ici satisfaisant. Dans chaque séance furent détruites des masses ulcéreuses. L'urine est presque claire; l'état général du malade est excellent.

Avec ces trente et une observations, Nitze cite deux cas de tumeurs bénignes de la vessie qu'il n'a pu traiter jusqu'au bout.

Ces deux malades avaient déjà subi la taille hypogastrique, et la récidive s'était produite.

Chez un de ces malades, il dut renoncer à l'opération intravésicale « au grand regret du malade », à cause de la multiplicité des tumeurs et des difficultés opératoires qu'elles entraînaient, et aussi à cause d'une hémorragie considérable et d'une complication d'épididymite.

Dans le second cas, il s'agissait d'une femme dont l'état mental, qui avait empiré, empêcha tout traitement régulier.

Il ne se produisit, chez ces deux malades, aucune aggravation du fait de l'essai du traitement intravésical.

Si maintenant nous recherchons quels sont les faits principaux qui se dégagent de nos trois observations, voici ce que nous trouvons :

Dans l'observation I, la malade a dû supporter un long séjour au lit (plus d'un mois) ; elle a eu une poussée de congestion pulmonaire.

A noter, aussi, les accidents septiques et la phlébite, dont la malade n'est pas encore tout à fait remise.

Dans la seconde observation, où nous avons employé le procédé de M. Nitze, nous n'avons rien de semblable. Nous signalerons, ici : 1° le refus de la malade de se laisser opérer par un procédé sanglant et son acceptation de l'opération par les voies naturelles ;

2° Le petit volume du papillome et les nombreuses hémorragies auxquelles il a donné lieu.

Dans ce second cas, le traitement a été très court ; il a suffi de deux séances pour extirper la tumeur.

Dans notre troisième observation, qui est la plus récente, nous noterons aussi l'hésitation devant une opération sanglante, l'embonpoint de la malade. Si le traitement a eu une si longue durée, c'est par suite d'un accident arrivé au cautère en dehors de l'opération, et de l'intervalle qui existe entre les séances opératoires.

Dans nos deux cas, les malades sont restées levées dans l'intervalle des séances. Presque pas de douleur. Aucun accident.

Dans le cas de M. Janet, nous voyons une femme âgée, emphysémateuse, pour laquelle le séjour prolongé au lit aurait été très nuisible ; son ventre, très proéminent, créait de réelles difficultés pour la bonne réussite de la taille hypogastrique, le malade répugnait absolument à l'idée d'une opération sanglante.

Si nous analysons maintenant les observations de M. Nitze, nous voyons que, dans tous les cas, la guérison a été complète, il n'y a eu aucune mort à déplorer.

La plupart de ces malades ont été revus plusieurs mois après l'opération et M. Nitze n'a pas trouvé de trace de récidive.

Il n'y a à signaler ici que deux mauvais résultats : l'observation XIX où il s'agit d'un carcinome, et l'observation I où l'opérateur ne put détruire complètement la tumeur à cause de l'instrumentation imparfaite et des longues absences qu'il dut faire (l'opération se passait en 1893-94).

Nize avoue qu'il ne s'attendait pas à un si beau résultat, « nous ne voulons pas dire que notre méthode opératoire soit absolument sans danger par elle-même, et nous ne doutons pas que des cas malheureux et même des cas de mort puissent survenir ; nous ne tenons pas à commettre l'erreur de Civiale, le fondateur de la lithotritie, qui affirma que la lithotritie ne peut jamais causer la mort. »

Si nous recherchons maintenant quels sont les accidents qui peuvent se produire pendant l'opération de Nitze, nous trouvons : l'apparition d'une forte hémorragie, d'un catarrhe intense de la vessie, d'une inflammation rénale, de la fièvre, enfin des complications d'épididymite et de prostatite.

L'accident le plus grave est l'hémorragie ; de même qu'elle est le symptôme le plus grave des tumeurs bénignes, elle est aussi l'accident le plus redoutable de la méthode intravésicale. « Il faut cependant remarquer, dit M. Nitze, qu'à la fin de l'opération, l'extirpation du pédicule ne donne lieu qu'à des hémorragies insignifiantes, tandis qu'au contraire l'excision du pédicule par le bistouri ou les ciseaux, après la taille hypogastrique, donne lieu à des hémorragies profuses. »

Pour M. Nitze, ces hémorragies insignifiantes sont dues au rétrécissement des vaisseaux du pédicule, lorsqu'on opère la tumeur en plusieurs séances. La perte de sang pendant l'opération est moindre que dans les hémorragies spontanées dont souffraient les malades. Dans les cas que nous avons cités, l'urine était légèrement colorée en rouge après la séance opératoire et un lavage vésical. L'hémorragie s'arrêtait d'elle-même après un temps très court.

Nitze conseille, en cas d'hématurie, de ne faire ni injection chaude, ni injection froide, et de ne pas injecter de liquide astringent. Si l'hémorragie devenait trop forte, on aurait toujours le recours de la taille hypogastrique et du tamponnement direct avec une gaze iodoformée. Dans tous les cas que nous avons cités, cette intervention a été inutile. D'ailleurs, nous pourrions faire le même reproche à la taille : elle présente le même danger d'hémorragie.

Un des premiers avantages de la cystoscopie opératoire est de se passer de l'anesthésie chloroformique. Nitze se sert de la cocaïne; et, si dans nos deux observations le docteur Eynard a employé le chloroforme, c'est que dans un cas il se servait de l'instrument pour la première fois, et dans l'autre, le malade l'avait demandé.

La durée du traitement par la taille demande toujours un certain temps ; elle exige surtout un repos absolu au lit. La méthode intravésicale, faite dans de bonnes conditions et quand il s'agit d'une petite tumeur, guérit en quelques jours. Dans les cas difficiles, il faut un plus grand nombre de séances, mais il n'est pas nécessaire que le malade garde le repos au lit. Il va à ses affaires dès que la séance est terminée. Le perfectionnement incessant dans l'instrumentation conduira à employer moins de temps et de séances. Donc, au point de vue de la durée du traitement, la méthode intravésicale est de beaucoup supérieure à la taille.

La cystoscopie opératoire n'occasionne que peu de douleur pendant l'opération, et c'est à peine s'il persiste un peu de cuisson après la séance.

Si nous cherchons à établir le nombre des récidives dans la méthode intravésicale, nous voyons que l'endoscopie n'en donne pas. A première vue, la taille lui semble supérieure comme opération radicale, mais elle a donné des récidives pour des tumeurs bénignes.

Nitze, dans sa statistique portant sur quatre-vingt-quatre opérations intravésicales, qui n'étaient pas toutes faites pour des tumeurs bénignes, a observé sept ou huit cas de récidive ; et il fait remarquer que le point de la récidive était très éloigné de la tumeur primitive et à un endroit qui, auparavant, avait été considéré comme sain. D'ailleurs les malades qui ont présenté des récidives ont subi une nouvelle intervention et peuvent être considérés comme guéris.

« Aucun de mes malades opérés par la méthode intravésicale n'est mort des suites de l'opération, et, à l'exception des cancéreux, aucun n'est mort de sa tumeur.

» Sauf ces cancéreux, presque tous les autres malades, autant que je puis le savoir, sont encore vivants.

» Je sais qu'aucun de ces malades ne fut à mon insu atteint de récidive, et n'alla se faire opérer ailleurs par un autre procédé, comme la taille haute. » (Nitze.)

En résumé, au point de vue de la douleur, de la récidive et de la durée, le procédé de cystoscopie opératoire du professeur Nitze est préférable à la taille hypogastrique. Mais il reste limité aux tumeurs bénignes ; les tumeurs malignes, même au début, doivent être traitées par la taille hypogastrique. La durée, dans les cas favorables, peut ne pas dépasser quelques jours, la douleur est insignifiante et il n'y a pas de récidives.

Il n'y a que l'hémorragie qui peut créer un danger réel. Nous avons déjà dit que dans ces cas extrêmes on avait recours à la taille, et on pratiquait un tamponnement vésical.

CONCLUSIONS

De ce qui précède nous pouvons tirer les conclusions suivantes :

I. — Le papillome de la vessie est une tumeur généralement bénigne. Il récidive quelquefois ; il ne se transforme pas souvent en tumeur maligne. Il peut se compliquer d'accidents qui en rendent le pronostic défavorable.

II. — La guérison spontanée est extrêmement rare.

III. — Dès que le polype villeux est diagnostiqué, il faut conseiller au malade l'opération.

IV. — Si l'on se trouve en présence d'un papillome petit, bien pédiculé, il faut avoir recours à la méthode de Nitze. De même dans les cas où il s'agit d'un malade pusillanime, si le malade présente un embonpoint considérable, ou s'il est âgé, on pourrait redouter ici quelque complication pulmonaire par suite du séjour au lit qui est imposé par la taille.

V. — La méthode cystoscopique est contre-indiquée dans les cas de catarrhe intensif de la vessie, de petitesse et d'intolérance de cette dernière, et de prédisposition aux fortes hémorragies.

La grosseur considérable et surtout la multiplicité des tumeurs la rend très difficile. Ce sont ces cas que nous réservons à taille hypogastrique.

BIBLIOGRAPHIE

LACUNA. — Method. cognosc. extirpandique excrecentes vesicæ collo coruncuIas, Rome, 1551.

HEISTER. — Institutiones chirurgicæ, 1759, vol. 3, ch. XXXIII.

CHOPART. — Traité des maladies des voies urinaires, 1830.

PLEINIGER. — Wurt. med. corresp., 1834.

NICOR. — Traité des polypes de l'urèthre et de la vessie, 1835.

CIVIALE. — Traité pratique des maladies des voies urinaires, Paris, 1842.

MOLINIER. — Essai sur le fongus villeux ou angiome villeux de la vessie (Thèse de Paris, 1870).

VOLKMANN. — Arch. f. Kin. chir., vol. XIX, 1876.

THOMPSON. — Semaine médicale, 15 juin 1882.

RAUSHENBUCH. — Les papillomes des muqueuses, particulièrement de la muqueuse de la vessie (Inaug. Dissert. Halle, 1882).

BAZY. — De l'intervention chirurgicale dans les tumeurs de la vessie chez l'homme (Soc. de chirurgie, 13 juin 1883).

POUSSON. — De l'intervent. chir. dans le trait. et le diag. des tum. de la vessie dans les deux sexes (Thèse Paris, 1884).

KÜSTER. — Trait. chirurg. des tum. de la vessie (Sem. médicale, 27 novembre et 4 décembre 1884).

GUYON. — Leçons cliniques, 1885.

THOMPSON. — Traduction Jamin, Paris, 1885.

SABATIER. — Revue de chirurgie, 1885, pp. 575 et 672.

KÜSTER. — Volkmann's Sammlung. klin. Wochens., 1886.

GUYON. — Leçons sur les mal. de la vessie et de la prostate, 1888.

GUTERBACK. — Krankheiten der Harnblase (Leipzig und Wien, 1890).

ALBARRAN. — Les tumeurs de la vessie, Paris, 1892.

FENWICH. — Les tumeurs de la vessie (Brit. med. Journal, 10 juin 1893).

LEWANDOSKI. — Papillomes multiples de la vessie (Wiener med. Presse, 1893).

AN FRISCK. — Ablation chirurg. des tumeurs de la vessie (Bull. méd., 31 janvier 1894).

GUYON. — Des troubles de la miction dans les néoplasies vésicales (Gaz. des hôpitaux, 28 juin 1894).

STANKIEWICZ. — Contrib. à l'étude des néoplasmes de la vessie (Medycyna, 1894, n° 21).

DEAVER. — Sympt. et trait. des tumeurs de la vessie (Journal amér. méd. Assoc., 14 juillet 1894).

ROUTIER. — De la cystostomie sus-pubienne (Soc. chir., 1894).

ROCHET. — De l'association des calculs avec les tum. de la vessie (Arch. prov. de chir., 1894).

TILLAUX. — Leçons cliniques, II, p. 264.

POUSSON. — Résultats éloignés de l'intervention chirurgicale dans les néoplasmes de la vessie (IXe Cong. franç. de chir., 1895, et Ann. des mal. des org. génit. urin., 1895, p. 979).

NICAISE. — Pétrification périphérique d'une tumeur villeuse de la vessie (Rev. de chir., mars 1895).

FENWICH. — Notes sur 70 opér. de tum. de la vessie (Brit. méd. Journal, 12 octobre 1895).

CLADO. — Les tumeurs de la vessie, Paris, 1895.

GUYON. — Ann. des mal. des org. génit. urin., 1895.

GŒRL. — Ablation d'une tumeur villeuse de la vessie avec la pince cystoscope de Nitze (Centralblatt für die Krank. der Harn. und Sexualorg., 1896 p. 196).

NITZE. — Extirpation intra vésicale des tumeurs de la vessie (Cent. f. die Krankh. der Harn und sexualorg, 1896, pp. 377 et 470).

LUCCIARDI. — De l'intervention chir. dans les tum. de la vessie (Thèse de Bordeaux, 1896).

SCHUCKHARDT. — Des tumeurs villeuses bénignes et cancéreuses de la vessie (Arch. f. klin. chir., 1896, LII, pp. 1, 53, 77).

HALLÉ. — Ann. des mal. des org. génitaux urinaires, juillet 1896.

GUYON. — Leçons clin. sur les mal. des voies urin. (3e édition, I et III)

CORNIL et RAUVIER. — Histologie pathologique.

ALBARRAN. — Résultats de l'interv. chirurg. dans les tum. de la vessie (Ann. des mal. des org. génit. urin., août 1897).

DESNOS. — Fragmentation et expulsion spontanée des tum. de la vessie (2e Cong. franç. d'urologie, Paris, 1897).

Mesa y Gutierres. — Les papilomas de la vesica (Rev. de anat. patol. y clin. Mexico, 189, II).

Motz. — Examen histologique de 87 néoplasmes vésicaux (IIIe Cong. franç. d'urologie, Paris, octobre, 1898).

Nauman (G). — Papilloma vesicæ urinariæ, epicystotomia extirpatio (Hygica, Stockolm, 1898).

Motz. — Résultats éloignés de l'interv. chir. dans les tum. vésicales (Congrès d'urologie, 1899).
Presse médicale, 28 octobre, 1899, p. 255.

Tuffier. — Traité de chir., Duplay et Reclus, VII.

Beckel. — Presse médicale, 18 octobre 1899, p. 107.

Legeu (F.). — Trait. de chir. Delbet, Le Dentu, IX.

Polak (A). — Contribution à l'étude du traitement des tumeurs vésicales (Thèse, Paris 1901).

Janet. — Un cas de papillome de la vessie traité par le procédé de Nitze (Ann. des mal. des org. génit. urin., novembre 1901).

www.ingramcontent.com/pod-product-compliance
Ingram Content Group UK Ltd.
Pitfield, Milton Keynes, MK11 3LW, UK
UKHW020033100726
13658UKWH00003B/1297